BEI GRIN MACHT SICH IHR
WISSEN BEZAHLT

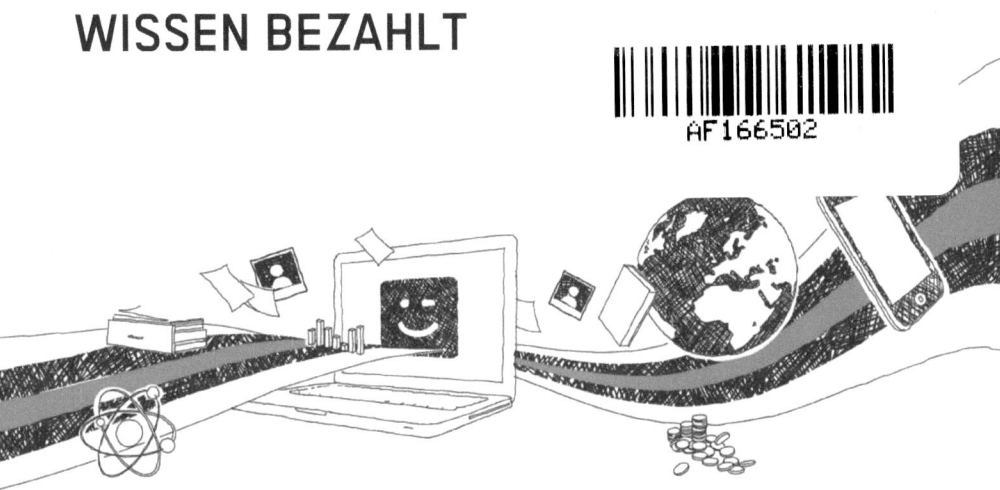
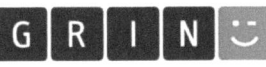

Ätiopathogenese der Parodontitis. Das Einwirken auf die systemische Parodontitistherapie

Naside Güler

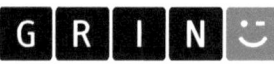

Bibliografische Information der Deutschen Nationalbibliothek:

Die Deutsche Nationalbibliothek verzeichnet diese Publikation in der Deutschen Nationalbibliografie; detaillierte bibliografische Daten sind im Internet über http://dnb.d-nb.de abrufbar.

ISBN: 9783346965622
Dieses Buch ist auch als E-Book erhältlich.

Druck und Bindung: Books on Demand GmbH, Norderstedt Germany
Gedruckt auf säurefreiem Papier aus verantwortungsvollen Quellen

Das vorliegende Werk wurde sorgfältig erarbeitet. Dennoch übernehmen Autoren und Verlag für die Richtigkeit von Angaben, Hinweisen, Links und Ratschlägen sowie eventuelle Druckfehler keine Haftung.

Das Buch bei GRIN: https://www.grin.com/document/1415461

Hausarbeit

Studiengang: Dentalhygiene & Präventionsmanagment (B.Sc.)

Jahrgang: BBA DH SS22

Vertiefung:Forschungsmodul

Titel: Ätiopathogenese der Parodontitis und deren Einwirkung auf das Timing in der systemischen Parodontitistherapie

eingereicht von:

Naside Güler

am 02.07.2023

Inhaltsverzeichnis

Abbildungsverzeichnis

1 Einleitung

Paradontitis gehört Weltweit zu den meist vorliegenden Erkrankungen. (Tonetti et al., 2017). Laut Arbeitsgemeinschaft der Deutschen Zahnärztekammer e.V. sind 35 Millionen Menschen in Deutschland an Parodontitis infiziert. Umso wichtiger ist die Betreuung der Patientinnen und Patienten in der Zahnarztpraxis, welche ein aufbauendes Konzept zur systemischen Parodontitis-Behandlung integriert werden sollte. Zur systemischen Parodontitis-Therapie gehören die Kontrolle supragingivaler Biofilm und Reizfaktoren, Subgingivale Instrumentierung, Chirurgische Therapie und unterstützende Parodontitis-therapie (Eickholz, 2021). In der vorliegenden Arbeit geht es um die Ätiopathogenese der Parodontitis und dessen Einwirkung auf das Timing in der systemischen Parodontitis-Therapie.

2 Ätiopathogenese der Parodontitis und Gingivitis

Das Zahnhalteapparat, das Parodontium, setzt sich aus der Gingiva, dem Alveolarknochen und dem Wurzelzement zusammen (Kilian et al., 2016). Die Entzündung am Zahnhalteapparat unterscheidet sich in Form von einer Parodontitis und Gingivitis. Bei einer Parodontitis handelt es sich um eine schleichende, entzündliche und nicht ansteckende Erkrankung des Zahnhalteapparates. Ist die Entzündung nur an der Gingiva manifestiert, so liegt eine Gingivitis vor. Die, im Zusammenhang mit einer Entzündung resultierenden, klinischen und histologischen Veränderungen sind im Gegensatz zur Parodontitis bei einer Gingivitis reversibel. Die Ätiologie wird durch primären und sekundären Ursachenkomplex klassifiziert (Sanz et al., 2020). Zu den primären Ursachen gehören Dentaler Biofilm, supra- und subgingivale Plaque, Endo- und Exotoxine sowie unspezifische und spezifische Plaquehypothese. Die Zahnstellung, Zusammensetzung des Speichels und die Anatomie des Weichgewebes zählen zum sekundären Ursachenkomplex. Hinzu kommen verhaltensbedingte und allgemeinmedizinische Risikofaktoren für Parodontal-Erkrankungen, wie z.B. Diabetes mellitus, Osteoporose, genetische Faktoren und Rauchen. Mit dem Experiment im Jahr 1965 „Experimentelle Gingivitis beim Menschen" von Löe und seine Mitarbeiterinnen und Mitarbeiter wurde belegt, dass durch die Plaqueakkumulation, pathologische Veränderungen an der Gingiva hervorgerufen werden. Während des Experimentes wurden den Studentinnen und Studenten mit einer gesunden Gingiva, das Betreiben der häuslichen Mundhygiene verboten. Durch den Plaque Index wurde die zunehmende Plaqueakkumulation dokumentiert. Nach circa sieben Tagen konnte eine Gewebsreaktion auf die Zunahme der krankmachenden Mikroorganismen festgestellt werden. Während des Experimentes konnten die Entstehungsphasen der unterschiedlichen Läsionen beobachtet werden. Die Entstehung der initialen Läsion machte sich zwei bis vier Tagen nach der Biofilmansammlung klinisch sichtbar, die frühe Läsion war nach vier bis zehn Tagen sichtbar. Die Ausreifung der etablierten Läsion brauchte zwei bis drei Wochen. Die Zähne wurden nach drei Wochen professionell gereinigt und die Studenten durften die häusliche Mundhygiene wieder durchführen. Die pathologische Veränderung an der Gingiva wie die Schwellung, genannt auch Pseudotaschen, Blutung auf Sondierung gingen circa zwei Wochen nach entfernen des Biofilms und Ausführung einer gründlichen häuslichen Mundhygiene zurück. Gehen die klassischen Entzündungszeichen zwei Wochen nach der Biofilmelimination nicht zurück, so ist von einer beginnenden Parodontitis auszugehen (Löe et al., 1965).

2.1 Plaque

Im Jahr 1683 schrieb der Erfinder des Mikroskops, Anthony Leuvenhoeck einen Brief an die Royal Society of London, hier stellt er den mikrobiellen Zahnbelag genau dar (Roulet et al., 2012). Er berichtet über einen Belag an seinem Seitenzahn entlang am Zahnfleischrand mit ganz vielen, lebenden, kleinen Mikroorganismen. In der Formulierung von Riethe (1988) wird Plaque als stark haftender Belag mit lebenden und toten Mikroben definiert. Infolge der Akkumulation und Verbreitung der Mikroorganismen entsteht Plaque. Mikroorganismen in der Mundhöhle können durch die Bildung von extrazellulären Stoffwechselprodukten ein dreidimensionales, komplexes Bauwerk aufbauen. Aufgrund der Matrixstruktur sind Mikroorganismen im dentalen Biofilm gegen antibakteriellen Stoff widerstandsfähig, so können Mikroorganismen Resistenzen gegen Antibiotika bilden. Dentaler Biofilm besteht aus Wasser, Matrix aus Polysachariden und Proteinen aus dem oralen Sekret (Marsh & Bradshaw, 1995).

2.2 Stadien der Plaquebildung

Die Plaquebildung erfolgt in vier Stadien. Im ersten Stadium entsteht das Schmelzoberhäutchen, was zunächst frei von pathogenen Mikroorganismen ist. Im Vorfeld hat das Oberhäutchen eine schützende Funktion des Zahnschmelzes gegen Säureeinflüsse, jedoch hat das Schmelzoberhäutchen eine klebrige Substanz, was die Anhaftung von Mikroorganismen begünstigt. Während des zweiten Stadiums erfolgt am Schmelzoberhäutchen die Anhaftung der sogenannten Streptokkoken Mutans. Streptokokken Mutans besitzen eine kugelförmige Bakterienhülle und Rezeptoren, was die Anhaftung an das Oberhäutchen unterstützt (Marsh & Bradshaw, 1995). Hiermit können Mikroorganismen wachsen und ihr Stoffwechsel wird vorangetrieben, was das

Wachsen von Plaque begünstigt. Mithilfe von Saccharose, Fructose -Glucose Bindung können sich Bakterien rasch vermehren. Außerhalb und Innerhalb der Bakterienkapseln werden große Moleküle konzipiert. Somit wird Zucker innerhalb der Mikroorganismen zu den intrazellulären Polysacchariden umgewandelt. Enzyme, die sich außerhalb der Mikroorganismenwand befinden, bilden aus Zucker den extrazellulären Polysacchariden (Marsh & Bradshaw, 1995). Im dritten Stadium fusionieren jegliche Mikroorganismen zu einem Biofilmrasen. Im vierten Stadium finden die Ausprägung und die Entstehung von supra- und subgingivalem Zahnstein. Die ausgeprägte Plaque kann als stoffwechselaktive Form persistieren. Bei Einlagerung von Mineralien auf die Oberfläche wandelt sich die Plaque zu einem harten Zahnbelag. Die ersten Mineralisationsbausteine entstehen ca. 1-2 Tagen nach Plaquebildung. Im anfänglichen Bildungsstadium von Plaque sind Kristalle aus Calciumphoshatverbindungen zu beobachten. Die Konzentrationsverschiebung der Kristalle führt zu einer phosphat- und calciumreichen Plaque. Nach einer Zeitspanne von ca.10-20 Tagen ist die matschige und abwischbare Plaque ein fest anhaftender und mineralisierte Zahnbelag. Der supragingivale Zahnstein wächst Stufe zu Stufe zur einer Zahnsteinmasse. Der Zahnstein entfaltet sich über das marginale Parodont, was zu einer Rezession der Gingiva auslöst. Der supragingivale Zahnbelag, genannt auch Konkrement, wird durch Blutserum und der Sulkusflüssigkeit mineralisiert. Es entsteht eine feste und schwärzliche Ablagerung auf der Wurzeloberfläche des Zahnes (Kuboniwa & Lamont, 2010).

2.3 Gingivitis

Erst nach dem ausreifen der Plaque, entsteht ein Lebensraum für pathogene Keime (Löe et al., 1965). Am Anfang beinhaltet die Plaque aerobe, grampositive Kokken und Stäbchen. Bei zunehmender Plaque, wird in der Tiefe ein neuer Lebensraum für Anaerobier geschaffen. Daraufhin bilden sich grammnegative Spirochäten, die eine sauerstoffarme Umgebung brauchen, um zu überleben. Ebenso haben diese Keime ausreichende Pathogenität, um orale Entzündungen hervorzurufen. Metabolistisch sind grammnegative Spirochäten eiweißspaltend. Ihre Nahrung gewinnen sie aus unterschiedlichen Quellen, wie zum Bespiel Gewebeflüssigkeit oder Speichel und scheiden vor allem Zellgifte, wie zum Beispiel Ammoniak oder Schwefelwasserstoff, aus. Diese Stoffe schädigen Körpereigene Zellen (Listgarten, 1986). Die Abbauprodukte der Bakterien führen zu einer Störung der Zellteilung der Körperzellen. Dem zu Folge ist die Regeneration der Gewebe gestört. Infolge der Leukotoxine Freisetzung ist die Funktion der Abwehrzellen gehemmt. Klassische Zeichen für eine Entzündung sind Rubor

(Rötung), Tumor (Schwellung), Calor (Wärme, Dolor (Schmerzen) und Fuctio laesa (gestörte Funktion) (Müller, 2012). Kommt es zu einer Entzündung am Zahnfleisch, so ist das Kapillargeflecht an dem Bindegewebe verstärkt durchblutet und die Gefäße ausgeweitet. Infolge dessen kommt es zur einer erhöhten Blutungsneigung. Zusätzlich entwickeln sich zwischen den Endothelzellen Spalten, so können Zellen und Flüssigkeiten aus dem Blutkreislauf in die Gewebe übergehen. Vorerst findet die Lagerung des Blutserums im Gewebe statt, parallel bewegen sich die Granulozyten aus den Gefäßen zum Infektionsherd. Granulozyten haben die Fähigkeit, Körperfremde oder abgestorbene Substanzen durch die Verdauung unschädlich zu machen. In dem das Gewebe mit Zellen und Flüssigkeit gefüllt wird, kann sich das Gewebe ödematös anschwellen und es kommt zu einer Pseudotaschen Entstehung. Durch das Voranschreiten der Entzündung findet eine Proliferation der Basalzellen des Saumepithels statt. Somit entsteht die gingivale Tasche. Bei der Bildung der Pseudotasche findet eine Tiefenproliferation und Attachmentverlust statt (Schroeder 1996, Kornman et al. 1997).

2.3.1 Läsionen der Gingivitis

Anhand der Untersuchung im Jahr 1976 von Page und Schroeder lässt sich die Entwicklung und das Fortschreiten der Parodontal-Erkrankungen histopathologisch in initiale Läsion (frühe Gingivitis), frühe Läsion (akute Gingivitis), etablierte Läsion (Chronische Gingivitis) und fortgeschrittene Läsion (Parodontitis) klassifizieren.

2.3.2 Initiale Läsion (frühe Gingivitis)

Die Plaqueakkumulation in der Nähe des Gingivasaums führt zur einer Immunantwort auf bakterielle Reize. Zunächst wird die Durchblutung der Gingiva angekurbelt, ein eiweißhaltiges Sekret wird aus dem Gewebe ausgeschieden, im Sulkus findet eine Temperaturerhöhung und ein Anstieg der Sulkusfließrate statt. Die Leukozyten wandern aus dem Gefäßsystem in das entzündetet Gewebe. Auch polymorphkernige neutrophile Granuloyzten, Monozyten und Makrophagen werden durch chemotaktischen Reiz in das entzündliche Gewebe herangezogen. Im subepithelialen Gewebe sammeln sich die Monozyten und Makrophagen. Dabei erreichen die polymorphkernigen neutrophilen Granulozyten in großen Mengen den Sulkus, somit entsteht dort die erste Immunabwehr (Schroeder 1996, Kornman et al. 1997).

2.3.3 Frühe Läsion (Akute Gingivitis)

Existiert die Plaque darüber hinaus, entwickelt sich nach vier bis sieben Tagen von einer initialen Läsion, die frühe Läsion. Durch die Diapedese erreichen immer mehr neutrophile Granulozyten den Sulkus. Daneben häufen sich die Leukozyten und Makrophagen im Bindegewebe an. Durch die Phagozytose werden Mikroorganismen beseitigt, zudem nimmt aufgrund der Ausschüttung von Gewebshormonen die Zahl der Leukozyten im Gewebe zu. Infolge der kollagenabbauenden Bindegewebsstoffwechsel wird die Kollagenstruktur von lateral nach apikal gelockert. Die Basalzellen des Saumepithels vermehren sich nach apikal. In dieser Phase sind die klinischen Entzündungsmerkmale wie Rötung und Schwellung sichtbar (Payne et al. 1975, Brecx et al. 1988).

2.3.4 Etablierte Läsion (chronische Gingivitis)

Wird das Plaquewachstum nicht durchbrochen, so ist nach circa 30 Tagen der Flüssigkeitsdruck im Gewebe erhöht und die Oberfläche der Gingiva scheint gespannt und glänzend. Der beschriebene Zustand bleibt, aufgrund der Balance, zwischen der bakteriellen Belastung und der Immunreaktion auf lange Sicht stabil (Liljenberg et al. 1994). Angesichts der strukturellen Deformation verschwindet das epitheliale Attachment zur Oberfläche des Zahnes. Der Kollagenverlust nimmt zu. Hiermit entsteht aus dem Saumepithel das Taschenepithel. Die Form des Taschenepithels ist im Gegensatz zum Saumepithel feiner und graziler. Dies führt zu einer erhöhten Durchlässigkeit und einer beschränkten Resistenz gegenüber den Mikroorganismen (Lindhe et al. 1968). Grundsätzlich geht jede Parodontitis von einer Gingivitis hervor, jedoch wird nicht aus jeder Gingivitis eine Parodontitis (Kinane und Lindhe 1997).

2.3.5 Fortgeschrittene Läsion (Parodontitis)

Parodontitis ist eine multifaktorielle, entzündliche und durch mikrobielle Plaque hervorgerufene Erkrankung. Die Erkrankung umfasst das Zahnhalteapparat (Gingiva, Desmodont, Wurzelzement, Alveolarknochen). In der Folge der Erkrankung kommt es zum zunehmenden Attachmentverlust. Die subgingivale Plaque bereitet sich in apikale Richtung aus. Dieser Vorgang führt zu einer parodontalen Zerstörung, jedoch ist dieser Vorgang nicht durchgehend. Zeitlich kommt es zu einer aktiven und inaktiven Phase des Attachmentverlustes. Die bakterielle Belastung steht gegenüber der Immunabwehr in Balance (Flemmig, 1999).

2.4 Mikrobielle Bakterien-Komplexe

Die Hauptfaktoren für das Entstehen der Parodontitis ist die Existenz der krankmachenden Mikroorganismen. Die Entstehung und der Verlauf der Erkrankung ist vom vorhandenen Keimspektrum und der Mundflora abhängig. Eine gesunde Mundflora ist von grampositiven und aeroben Mikroorganismen geprägt. Diese Mikroorganismen sorgen für eine gesunde parodontal Flora. Auch bei einer gesunden Gingiva sind Markerkeime vorhanden, jedoch werden diese vom Immunsystem im Gleichgewicht gehalten. Kommt es zur einer inzufizienten Mundhygiene, hormonelle Veränderung oder einer Beeinträchtigung des Immunsystems, so ändert sich die Verkettung der Subginigvalflora im Vorteil der Parodontal-Keime (Diaz et al., 2016, Herrera et al., 2008, Hong et al., 2015, Kilian et al., 2016b). Nach dem Bakterien-Komplex von Socransky, kommen in der Sulkus unterschiedliche Bakteriengruppen vor (Abb.1). Die Bakterien des Orangene-Komplex (Campylobacter rectus, Eurbacterium nodatum) sind Leitkeime für andere Bakterien. Sie sind die Erstbesiedler im Sulkus, deren Pathogenität ist mäßig und kann durch Biofilmentfernung ausreichend gesenkt werden. Die Bakterien aus dem gleichen Komplex wie Prevotella intermedia, Parvimonas micra, Fusobacterium nucleatum gehören zu den mäßig bis stark krankmachenden Bakterien. Sie sind Leitkeime für weitere hoch krankmachende Bakterien des roten Bakterien-Komplex (Socransky et al., 2002). Porphyromonas gingivalis, Treponema denticola und Tannerella forsythia gehören zum Roten-Komplex. Sie zählen zu den Bakterien, die das Weich- und Knochengewebe zerstören. Vor allem Porphyromonas gingivalis erzeugen unterschiedliche Enzyme und haben die Eigenschaft, Epithelzellen zu befallen. Bakterien des grünen Komplexes sind fakultativ anaerobe, somit sind sie bedingt sauerstoffempfindlich (Holt et al., 1999). Aufgrund der hohen Pathogenität sind Aggregatibacter actinomycetemcomitans (Aa) in der Sokransky Pyramide, separat aufgestellt. Sie erzeugen Leukotoxin, somit werden neutrophile Granulozyten und Makrophagen eliminiert, zusätzlich wird die Ankurbelung der Lymphozyten gehemmt. Außerdem wird die Ausschüttung von Zytokinen angekurbelt, was zur einer Gewebeabbau führt (Zambon et al., 1983).

Anmerkung der Reaktion: Abbildung wurde aus urheberrechtlichen Gründen entfernt.

Abbildung 1: Bakterien-Komplexe nach Socransky

3.5 Risikofaktoren für Parodontal-Erkrankung

Das Rauchen von Nikotin wird als ausschlaggebender Risikofaktor für die Bestimmung der Progressionsrate gesehen. Durch die zunehmende Plaquebildung entsteht eine signifikante Beeinträchtigung des Parodontiums, daraus ergibt sich der klinisch sichtbare Attachmentverlust. Die reduzierte Tätigkeit der polymorphkernige Granulozyten, die beeinträchtigte Antikörperbildung, verminderte Anzahl an T-Helferzellen, Aktivierung der Osteoklasten, reduzierte Osteoblastenproliferation sowie die reduzierte Speichelproduktion, zählen zu den möglichen Ursachen bei Rauchern (Kubota et al., 2011, Ojima & Hanioka, 2010). Zudem ist zu beobachten, dass Nikotin einen gefäßverengenden Effekt zeigt und exzessiv Fibroblasten schädigt. Dies führt zu einer Beeinträchtigung der Heilungsphase nach chirurgischen und nicht chirurgischen Parodontal-Therapien. Des Weiteren reagieren Endothelzellen toxisch auf den Tabak (Koshi et al., 2007). Im Vergleich zu Nichtrauchern, ist bei Rauchern der subgingivale Zahnstein geprägter. Jedoch beeinflusst das Rauchen nicht die Entstehung einer Gingivitis (Salvi et al., 2005). Ein weiterer Faktor, welcher Parodontitis begünstigt, ist Diabetes. Um die Wahrscheinlichkeit der Parodontitis zu reduzieren, ist die optimale Einstellung der Blutzuckerwerte unverzichtbar. Bei suboptimaler Einstellung des Blutzuckers kommt es zu einer raschen Progression. Hinzukommt auch, dass die Erfolgsaussichten als mangelhaft zu betrachten sind. Das, durch Glykation, entstandene Resultat aktiviert Entzündungszellen. Somit wird der Knochen- und Bindegewebeabbau begünstigt (Borrell & Papapanou, 2005).

3 Systematische Parodontaltherapie

Parodontitis entsteht durch den dysbiotischen Biofilm, was eine entzündliche Deformation des Zahnhalteapparates hervorruft. Daher ist der Fokus der

Behandlungsmethode auf das zahnärztliche Biofilmmanagement angelegt. Im Jahr 2020 wurde durch die European Federation of Periodontology eine klinische Leitlinie für die Behandlung von Parodontitis der Stadien I, II und III offengelegt. Dies wurde 2021 von der Deutsche Gesellschaft für Parodontologie e. V. übernommen. Die Therapie findet in 4 Stufen statt (Abb.1) (Sanz et al., 2020).

Anmerkung der Reaktion: Abbildung wurde aus urheberrechtlichen Gründen entfernt.

Abbildung 2: Gliederung der Therapiestufen in 3 aktiven Stadien und die unterstützende Therapiephase (DG PARO, 2021)

3.1 Diagnostische Maßnahmen

Das Erheben der PSI ermöglicht eine rasche Vorgehensweise, um eine parodontale Risikobestimmung durchzuführen. Die gesetzlichen Versicherungen übernehmen die Kosten für das Erheben der PSI alle zwei Jahre für ihre Versicherten. Jedoch ist das Erheben der PSI bei jeder zahnärztlichen Kontrolluntersuchung zu empfehlen. So können Anomalien am Zahnhalteapparat festgestellt werden und dementsprechend ergänzende, diagnostische und therapeutische Maßnahmen eingeleitet werden (Hamp et al., 1975). Liegt zwei Wochen nach der Biofilmmanagement immer noch ein Sondierungswert von ≥ 3,5 mm, was PSI-Code 3 entspricht, so ist das Vornehmen einer initialen Parodontitis-Therapie unverzichtbar. Hierzu sollte eine ausführliche Parodontaldiagnostik erhoben werden, so kann langfristig der Behandlungserfolg und die behandlungsbedürftigen Läsionen vertraulich festgestellt und behandelt werden. Zu einer vollständigen Parodontalbefundung gehört die Dokumentation des Attachmentlevels, Rezessionen, Sondierungswerte und bei mehrwurzeligen Zähnen die Furkationsbeteiligung. Um eine genaue Angabe über den Abstand zwischen der marginalen Gingiva und dem Taschenboden herauszufinden, ist die sechs

Punktmessung pro Zahn nötig. Ebenso sollten die Blutungspunkte auf Sondierung dokumentiert werden. Hierzu sollte Bleeding on Probing nach Lang & Adler angewandt werden (Bruckmann,2005). Das knöcherne Attachment kann mit Hilfe einer Orthopantogramm begutachtet werden. Eine genaue Begutachtung des interradikulären Knochens an furkationsbefallenen Zähnen kann mit einem digitalen Volumentomogramm stattfinden (Walter et al., 2010). Des Weiteren gibt es zahlreiche diagnostische Tests, die zur Darstellung der vorhandenen bakteriellen Brandbreite und Freisetzung von Entzündungsmolekülen dienen. Jedoch ist die Umsetzung dieser Tests nicht relevant, da sie keinen zusätzlichen Behandlungserfolg haben. Relevante Parameter zur parodontalen Diagnostik und Therapieplanung sind Sondierungstiefen und aktuelle Röntgenbefunde. Der mikrobiologische Test wird oftmals zur Überprüfung der subgingivalen Bakterienbesiedelung durchgeführt. Somit kann bei einer Parodontitis-Erkrankung eine unterstützende systemische Antibiose-Therapie erfolgen. Jedoch ist der therapeutische Erfolg fraglich (Mostajo et al., 2011).

3.2 Hygienephase

In der Hygienephase findet die Aufklärung und Beratung über den Auslöser der Erkrankung über Behandlungsmöglichkeiten. Der Patient bekommt eine Mundhygieneunterweisung und wird dahingehend motiviert. Damit der Patient unbeschwerlich Mundhygienemaßnahmen durchführen kann, sollten alle überstehende Restaurationsränder und unzugängliche Approximalräume restauriert werden. Ebenso sind nicht erhaltungswürdige Zähne zu extrahieren. In dieser Phase spielt die professionelle Zahnreinigung eine bedeutsame Rolle. Denn hiermit wird in erster Linie die Gingivitis beseitigt, so kann eine genaue Begutachtung am Zahnhalteapparat durchgeführt werden. Bei einer Gingivitis kommt es nach der Biofilmelimination, zu einer Besserung des klinischen Zustandes, somit können diese Patienten in das Recall-System eingepflegt werden (Bruckmann et al. 2006).

3.3 Kollektive Phase

Der Patient bekommt in der ersten Stufe eine gründliche Mundhygieneinstruktion, zusätzlich wird der Biofilm und lokale Reizfaktoren bekämpft. In der zweiten Therapiephase findet durch die nichtchirurgische subgingivale Instrumentierung die Eliminierung des subgingivalen Biofilmes und Konkrementes an allen Zähnen mit erhöhten Sondierungswerten von > 3,5 mm statt. Die Instrumentation kann mit Hand- und Ultraschallinstrumenten erfolgen (Bruckmann et al. 2006). In der Studie von Chapper et al. werden die Auswirkungen der Behandlungen von 20 Probanden an vier einwurzeligen Zähnen verglichen. Dabei werden Auswirkung der Behandlungen mit Handinstrumenten, sowie Ultraschallinstrumenten mit oder ohne anschließende Handinstrumentierung verglichen. Nach 90 Tagen konnten in allen Gruppen eine erhebliche Reduzierung der BOP festgestellt werden. Die Sondierungswerte verbesserten sich um 1,0-1,3mm. Somit konnten unter den Behandlungsgruppen keine erheblichen Unterschiede festgestellt werden. Dennoch sollte eine möglichst Gewebs- und Substanz schonende Behandlung gewährleistet sein (Chapper et al., 2005). Die nicht chirurgische Behandlung findet quadrantenweise, verteilt in wöchentlichen Behandlungseinheiten, statt. Andernfalls kann bei einer Full-Mouth-Scaling / Full- Mouth-Desinfection die Behandlung in einer oder in zwei Behandlungseinheiten innerhalb von 24 Stunden erfolgen. Zusätzlich wird eine desinfizierende Mundspüllösung, Chlorhexamed, eingesetzt, jedoch belegen klinische Studien keine signifikanten Abweichungen zwischen den beiden Behandlungsmethoden (Eberhard et al., 2008). Bei jungen Patientinnen und Patienten mit zügiger Progression kann unterstützend zur mechanischen Therapie eine systemische Antibiotikatherapie in Betracht gezogen werden. Hier kann das so genannte Winkelhofcocktail aus Amoxicillin und Metronidazol zur Verringerung der Sondierungswerte unterstützend sein. Allerdings ist diese Art von Behandlungen aufgrund der Häufung von Antiboseressistenzen gut abzuwägen (Mendes et al., 2020).

3.4 Erhaltungsphase

Nach der kollektiven Phase wird ganz individuell das Intervall für die unterstützende Parodontitistherapie festgelegt. Faktoren wie die Menge der entzündlichen Resttaschen, Summe der verlorenen Zähne, das Alter, der Nikotinkonsum sowie genetische Disposition sind ausschlaggebend für das Bestimmen des Recall-Intervalls (Lang und Tonetti 2003). Zur Sicherung des Behandlungserfolges ist die engmaschige Kontrolle der Sondierungswerte und eine supragingivale Reinigung der Zähne notwendig. Drei bis sechs Monate nach Abschluss der Antiinfektiösen-Therapie erfolgt die Befundevaluation. Hier sollte die klinische Gesundheit erreicht sein. Bei einem klinisch gesunden Parodontalstatus belaufen sich die Sondierungswerte auf ≤ 3 mm und 4 mm ohne Bluten auf Sondieren (Bleeding on Probing) (Badersten et al., 1987). Falls die Sonderungswerte bei ≥ 4mm mit Blutung auf Sondieren belaufen, so ist entweder eine Reinstrumentierung der entzündlichen Tasche oder ein chirurgisches Vorgehen nötig. In der Erhaltungsphase findet die Kontrolle der Mundhygiene statt. Zur Optimierung der Mundhygiene sollte die Remotivation sowie erneute Instruktion stattfinden. Der Parodontalstatus ist bei jeder Sitzung zur aktualisieren, so können die Furkationen,

Rezessionen Sondierungs-, Blutungs- und Lockerungswerte miteinander Verglichen werden. Endgültige Versorgungen wie Zahnkronen sollten erst nach der Parodontaltherapie und der Ausheilungszeit angefertigt werden (Heitz-Mayfield et al., 2002).

4 Fazit

Mit dieser Hausarbeit wurde die Ätiopathogenese der Parodontitis und dessen Einfluss auf das Timing in der systematischen Parodontitistherapie präsentiert. Zusammenfasend lässt sich resultieren, dass Parodontitis eine biofilminduzierte, multifaktorielle Erkrankung ist. Die Behandlung gliedert sich in drei Phasen, welche als Hygienephase, Kollektive Phase und Erhaltungsphase bezeichnet werden. In der Hygienephase wird der supragingivale Biofilm und alle Reizfaktoren eliminiert, hierbei ist die Mundhygieneinstruktion essenziell. Anschließend wird ein Parodontalbefund aufgestellt. Belaufen sich die Sondierungswerte auf ≥ 3,5 mm mit Blutung auf Sondierung, so ist das übergehen auf die kollektive Phase erforderlich. Hier werden mit diversen Instrumenten der subgingivalen Plaque und Konkremente entfernt. Folglich beginnt die lebenslange Erhaltungstherapie, in welcher das Recall- Intervall nach den Bedürfnissen der Patientinnen und Patienten angepasst wird. Ziel der Parodontitisbehandlung ist es, dass sogenannte klinische Gesundheit des Parodontiums wiederherzustellen.

5 Literaturverzeichnis

Badersten, A., Niveus, R., & Egelberg, J. (1987). 4-year observations of basic periodontal therapy. *Journal of Clinical Periodontology, 14*(8), 438–444. https://doi.org/10.1111/j.1600-051x.1987.tb02248.x

Borrell, L. N., & Papapanou, P. N. (2005). Analytical epidemiology of periodontitis. *Journal of Clinical Periodontology, 32*(s6), 132–158. https://doi.org/10.1111/j.1600-051x.2005.00799.x

Brecx, M., Frohlicher, I., Gehr, P., & Lang, N. P. (1988). Stereological observations on long-term experimental gingivitis in man. *Journal of Clinical Periodontology, 15*(10), 621–627. https://doi.org/10.1111/j.1600-051x.1988.tb02262.x

Bruckmann C, Durstberger G, Matejka M. Das Wiener parodontologische Behandlungskonzept, Teil I. Epidemiologie – Diagnostik – Behandlungsplan – Basistherapie. Stomatologie 2006;103.1:5-10

Bruckmann C. Parodontalstatus der Österreichischen Gesellschaft für Parodontologie (ÖGP). Stomatologie 2005 102 (3): 101–104.

Chapper, A., Catão, V. V., & Oppermann, R. V. (2005). Hand and ultrasonic instrumentation in the treatment of chronic periodontitis after supragingival plaque control. *Brazilian Oral Research, 19*(1), 41–46. https://doi.org/10.1590/s1806-83242005000100008

Diaz, P. I., Hoare, A., & Hong, B. (2016). Subgingival Microbiome Shifts and Community Dynamics in Periodontal Diseases. *Journal of the California Dental Association, 44*(7), 421–435. https://doi.org/10.1080/19424396.2016.12221035

Eberhard, J., Jepsen, S., Jervøe-Storm, P., Needleman, I., & Worthington, H. V. (2008). Full-mouth disinfection for the treatment of adult chronic periodontitis. *Cochrane Database of Systematic Reviews.* https://doi.org/10.1002/14651858.cd004622.pub2

Eickholz, P. (2021). *Parodontologie von A bis Z: Grundlagen für die Praxis.*

EV, B.-. A. D. D. Z. (n.d.). *Parodontitis.* Bundeszahnärztekammer - Arbeitsgemeinschaft Der Deutschen Zahnärztekammern e.V. (BZÄK). https://www.bzaek.de/fuer-patienten/zahn-und-mundgesundheit/parodontitis.html

Flemmig, T. F. (1999). Periodontitis. *Annals of Periodontology, 4*(1), 32–37. https://doi.org/10.1902/annals.1999.4.1.32

Hamp, S., Nyman, S., & Lindhe, J. (1975). Periodontal treatment of multi rooted teeth.. Results after 5 years. *Journal of Clinical Periodontology, 2*(3), 126–135. https://doi.org/10.1111/j.1600-051x.1975.tb01734.x

Heitz-Mayfield, L. J. A., Trombelli, L., Heitz, F., Needleman, I., & Moles, D. R. (2002). A systematic review of the effect of surgical debridement vs. non-surgical debridement for the treatment of chronic periodontitis. *Journal of Clinical Periodontology, 29*, 92–102. https://doi.org/10.1034/j.1600-051x.29.s3.5.x

Herrera, D., Alonso, B., León, R., Roldán, S. M., & Sanz, M. (2008). Antimicrobial therapy in periodontitis: the use of systemic antimicrobials against the subgingival biofilm. *Journal of Clinical Periodontology, 35*, 45–66. https://doi.org/10.1111/j.1600-051x.2008.01260.x

Holt, S. C., Kesavalu, L., Walker, S. G., & Genco, C. A. (1999). Virulence factors of Porphyromonas gingivalis. *Periodontology 2000, 20*(1), 168–238. https://doi.org/10.1111/j.1600-0757.1999.tb00162.x

Hong, B., De Araújo, M. B., Strausbaugh, L. D., Terzi, E., Ioannidou, E., & Diaz, P. I. (2015). Microbiome Profiles in Periodontitis in Relation to Host and Disease Characteristics. *PLOS ONE, 10*(5), e0127077. https://doi.org/10.1371/journal.pone.0127077

Kinane DF, Lindhe J: Pathogenesis of periodontitis. In: Lindhe J, Karring T, Lang NP: Clinical periodontology and implant dentistry. Munksgaard, Copenhagen 1997, 89-225.

Kilian, M., Chapple, I. L. C., Hannig, M., Marsh, P., Meuric, V., Pedersen, A., Tonetti, M. S., Wade, W. H., & Zaura, E. (2016). The oral microbiome – an update for oral healthcare professionals. *British Dental Journal, 221*(10), 657–666. https://doi.org/10.1038/sj.bdj.2016.865

Kornman, K. S., Page, R. C., & Tonetti, M. S. (1997). The host response to the microbial challenge in periodontitis: assembling the players. *Periodontology 2000, 14*, 33–53. https://doi.org/10.1111/j.1600-0757.1997.tb00191.x

Koshi, R., Sugano, N., Orii, H., Fukuda, T., & Ito, K. (2007). Microarray analysis of nicotine-induced changes in gene expression in a macrophage-like human cell line. *Journal of Periodontal Research, 42*(6), 518–526. https://doi.org/10.1111/j.1600-0765.2007.00976.x

Kuboniwa, M., & Lamont, R. J. (2010). Subgingival biofilm formation. *Periodontology 2000, 52*(1), 38–52. https://doi.org/10.1111/j.1600-0757.2009.00311.x

Kubota, M., Tanno-Nakanishi, M., Yamada, S., Okuda, K., & Ishihara, K. (2011). Effect of smoking on subgingival microflora of patients with periodontitis in Japan. *BMC Oral Health, 11*(1). https://doi.org/10.1186/1472-6831-11-1

Lang, N. P., & Tonetti, M. S. (2003). Periodontal risk assessment (PRA) for patients in supportive periodontal therapy (SPT). *Oral health & preventive dentistry, 1*(1), 7–16.

Liljenberg, B., Lindhe, J., Berglundh, T., Dahlén, G., & Jonsson, R. (1994). Some microbiological, histopathological and immunohistochemical characteristics of progressive periodontal disease. *Journal of Clinical Periodontology, 21*(10), 720–727. https://doi.org/10.1111/j.1600-051x.1994.tb00793.x

Lindhe, J., Attström, R., & Björn, A. (1968). Influence of sex hormones on gingival exudation in dogs with chronic gingivitis. *Journal of Periodontal Research, 3*(4), 279–283. https://doi.org/10.1111/j.1600-0765.1968.tb01932.x

Listgarten, M. A. (1986). Pathogenesis of periodontitis. *Journal of Clinical Periodontology, 13*(5), 418–425. https://doi.org/10.1111/j.1600-051x.1986.tb01485.x

Löe, H., Theilade, E., & Jensen, S. H. (1965). Experimental Gingivitis in Man. *Journal of Periodontology, 36*(3), 177–187. https://doi.org/10.1902/jop.1965.36.3.177

Marsh, P., & Bradshaw, D. (1995). Dental plaque as a biofilm. *Journal of Industrial Microbiology, 15*(3), 169–175. https://doi.org/10.1007/bf01569822

Mendes, C. L., De Assis, P., Annibal, H., De Oliveira, L. P., De Albuquerque, M. S., De Lima Soares, M., Balucani, N., & Braz, R. (2020). Metronidazole and amoxicillin association in aggressive periodontitis: A systematic review and meta-analysis. *The Saudi Dental Journal, 32*(6), 269–275. https://doi.org/10.1016/j.sdentj.2020.04.010

Mostajo, M. F. Y., Zaura, E., Crielaard, W., & Beertsen, W. (2011). Does routine analysis of subgingival microbiota in periodontitis contribute to patient benefit? *European Journal of Oral Sciences, 119*(4), 259–264. https://doi.org/10.1111/j.1600-0722.2011.00828.x

Müller, H. (2012). *Parodontologie.*

Ojima, M., & Hanioka, T. (2010). Destructive effects of smoking on molecular and genetic factors of periodontal disease. *Tobacco Induced Diseases*, *8*(1), 4. https://doi.org/10.1186/1617-9625-8-4

Page, R. C., & Schroeder, H. E. (1976). Pathogenesis of inflammatory periodontal disease. A summary of current work. *Laboratory investigation; a journal of technical methods and pathology*, *34*(3), 235–249.

Payne, W., Page, R. C., Ogilvie, A., & Hall, W. (1975). Histopathologic features of the initial and early stages of experimental gingivitis in man. *Journal of Periodontal Research*, *10*(2), 51–64. https://doi.org/10.1111/j.1600-0765.1975.tb00008.x

Roulet, J., Fath, S., & Zimmer, S. (2012). *Lehrbuch Prophylaxeassistentin*. Elsevier,Urban&FischerVerlag.

Salvi, G. E., Ramseier, C. A., Kandylaki, M., Sigrist, L., Awedowa, E., & Lang, N. P. (2005). Experimental gingivitis in cigarette smokers. A clinical and microbiological study. *Journal of Clinical Periodontology*, *32*(5), 441–447. https://doi.org/10.1111/j.1600-051x.2005.00691.x

Sanz, M., Herrera, D., Kebschull, M., Chapple, I. L. C., Jepsen, S., Berglundh, T., Sculean, A., Tonetti, M. S., & Consultants, M. (2020). Treatment of stage I–III periodontitis—The EFP S3 level clinical practice guideline. *Journal of Clinical Periodontology*, *47*(S22), 4–60. https://doi.org/10.1111/jcpe.13290

Socransky, S. S., Smith, C., & Haffajee, A. D. (2002). Subgingival microbial profiles in refractory periodontal disease. *Journal of Clinical Periodontology*, *29*(3), 260–268. https://doi.org/10.1034/j.1600-051x.2002.290313.x

Schroeder HE: The junctional epithelium: origin, structure, and significance. A review. Acta Med Dent Helv 1, 155-167 (1996)

Tonetti, M. S., Jepsen, S., Jin, L., & Otomo-Corgel, J. (2017). Impact of the global burden of periodontal diseases on health, nutrition and wellbeing of mankind: A call for global action. *Journal of Clinical Periodontology*, *44*(5), 456–462. https://doi.org/10.1111/jcpe.12732

Walter, C., Weiger, R., & Zitzmann, N. U. (2010). Periodontal surgery in furcation-involved maxillary molars revisited—an introduction of guidelines for comprehensive treatment. *Clinical Oral Investigations*, *15*(1), 9–20. https://doi.org/10.1007/s00784-010-0431-9

Zambon, J. J., Slots, J., & Genco, R. J. (1983). Serology of oral Actinobacillus actinomycetemcomitans and serotype distribution in human periodontal disease. *Infection and Immunity, 41*(1), 19–27. https://doi.org/10.1128/iai.41.1.19-27.1983

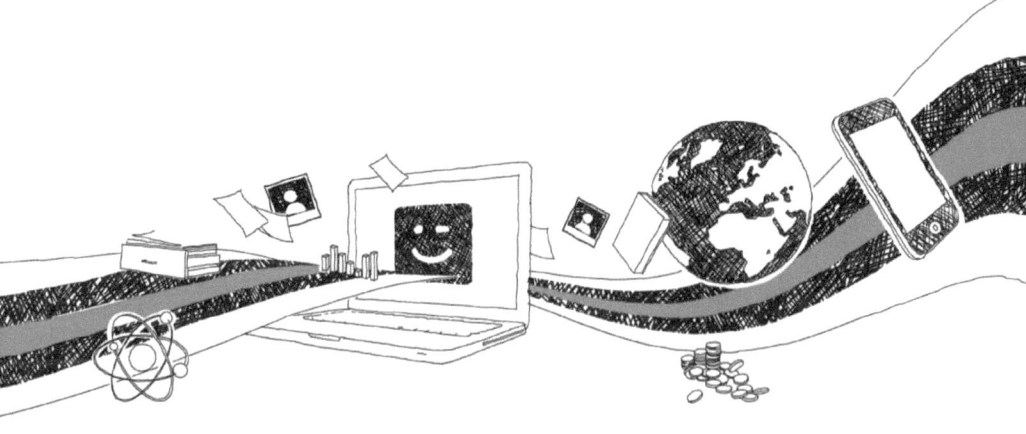
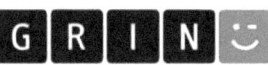